Td $^{38}_{23}$

NOTE

SUR L'INFLUENCE EXERCÉE

PAR

LES CHEMINS DE FER

SUR

LA SANTÉ DES EMPLOYÉS

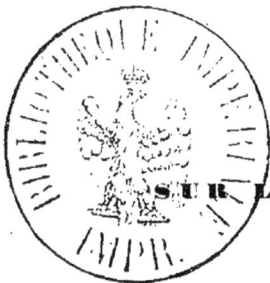

NOTE

SUR L'INFLUENCE EXERCÉE

PAR

LES CHEMINS DE FER

SUR

LA SANTÉ DES EMPLOYÉS

PAR M. OULMONT

MÉDECIN DE L'HÔPITAL LARIBOISIÈRE
MÉDECIN EN CHEF DE LA COMPAGNIE DES CHEMINS DE FER DE L'EST, ETC.

PARIS

IMPRIMERIE SIMON RAÇON ET Cie

RUE D'ERFURTH, 1

1859

NOTE

SUR L'INFLUENCE EXERCÉE

PAR

LES CHEMINS DE FER

SUR

LA SANTÉ DES EMPLOYÉS

La puissance destructive des machines et engins employés dans les chemins de fer, et bientôt les nombreux accidents qui ont signalé le début de l'exploitation des principales lignes, ont dû nécessairement, et dès le principe, amener la création de services médicaux, destinés surtout à assurer les premiers secours en cas d'accidents. Plus tard, le nombre des agents attachés aux Compagnies devenant très-considérable, on songea à utiliser les médecins, non-seulement pour constater les maladies de ces agents, mais encore pour leur donner tous les soins nécessaires. C'est ainsi qu'un service médical largement organisé fut attaché en France à toutes les lignes de chemins de fer en exploitation. Je dis en France, parce qu'il n'existe d'organisation de ce genre sur aucun des réseaux étrangers, excepté en Russie, où elle a été importée par les ingénieurs français.

Animées par les sentiments d'une philanthropie éclairée, les Compagnies ne se bornèrent pas à assurer à tous leurs employés malades des soins médicaux et pharmaceutiques gratuits; leur sollicitude s'étendit à tous les besoins, en attribuant soit l'intégralité, soit seulement la moitié du traitement pendant toute la durée de la maladie. La création d'une caisse de secours et de prévoyance a permis à la compagnie de l'Est de joindre à ces libéralités des secours extraordinaires qui ne s'élèvent pas à moins de 30 à 40,000 francs par an.

L'organisation des services médicaux est à peu près la même sur toutes les lignes françaises. Pour assurer des secours suffisants à tous les employés, les lignes ont été divisées en circonscriptions médicales d'une étendue qui varie de 20 à 40 kilomètres, au centre desquelles résident les médecins. Ceux-ci peuvent ainsi se transporter facilement dans toutes les directions, et, pour assurer la rapidité des secours, les Compagnies leur ont accordé l'autorisation de se servir des trains de voyageurs et de marchandises. En choisissant ainsi des médecins résidant à de petites distances les uns des autres, on a eu l'avantage d'avoir, en cas d'accidents graves, un personnel tout prêt à porter les secours nécessaires. — Chacun des médecins est dans l'obligation de tenir note de tous les malades auxquels il donne des soins et d'envoyer à l'administration centrale des rapports mensuels ou trimestriels. Ces rapports, qui, au point de vue administratif, permettent de contrôler la légitimité des absences des employés, sont devenus pour les médecins des documents précieux qui ont permis de résoudre une foule de questions importantes tant hygiéniques que médicales. Ce sont ces documents qui nous serviront à rechercher quelle influence les travaux de chemins de fer ont exercée et exercent encore sur la santé des employés. Diverses publications ont été déjà faites sur ce sujet, qui n'ont pas apporté toujours des résultats concordants. Des chiffres plus nombreux que j'ai réunis moi-même, ou que je dois aux

obligeantes communications de mes collègues d'Orléans et de Lyon, me permettront d'être, sur certains
points, plus affirmatif que ne l'ont été mes con-
frères.

Et d'abord, avant d'aller plus loin, il importe de
bien fixer le sens qu'il faut attribuer à la qualité
d'employé de chemins de fer. Il est certain que l'in-
dustrie des chemins de fer, avec sa puissance de création, a donné naissance à un certain nombre de professions nouvelles ; mais il faut dire qu'en général elle
a plutôt opéré des déplacements de profession. Il
suffit, en effet, de jeter un coup d'œil sur le tableau
des agents de toute nature attachés à une Compagnie,
pour se convaincre que les professions nouvelles sont
en réalité peu nombreuses, et que la grande majo-
rité des employés a plutôt changé de maîtres que
d'emplois. Pour n'en citer que les principaux, on
peut dire que les ouvriers des ateliers, que les agents
de la voie, paveurs, terrassiers, coltineurs, que les
hommes d'équipe chargés de pousser les waggons,
les facteurs, etc., ne sont pas exposés à des influences
hygiéniques ou pathologiques bien différentes de
celles auxquelles ils seraient soumis en exerçant un
emploi analogue dans toute autre circonstance. Il est
certain que les ouvriers des ateliers de mécaniques

de toutes natures, que les terrassiers, manœuvres et journaliers de toutes sortes, travaillant à l'air libre ou dans des localités plus ou moins bien closes, sont dans des conditions identiques à celles des employés de chemins de fer. Il n'y a d'exception que relativement au poids, au volume et à la puissance des machines et outils avec lesquels ces derniers se trouvent en contact. Mais cette puissance ne manifeste son action que par des maladies chirurgicales.

En recherchant rigoureusement les professions nées avec les chemins de fer et qui n'auraient pas de raison d'être sans eux, nous n'en trouvons guère que trois groupes qui sont : 1° les mécaniciens et les chauffeurs, 2° les chefs de train et les gardes-freins ; 3° les gardes-lignes et les gardes-barrières. On peut joindre à ces trois groupes les employés des bureaux de poste ambulants. Bien que ces agents ne relèvent pas des Compagnies de chemins de fer, on peut les rapprocher des employés que nous venons de nommer, à raison de la nature de leurs fonctions, qui les oblige à faire souvent de grands trajets sur les chemins de fer, dont ils subissent toutes les influences.

Je me bornerai à étudier dans cette Note l'influence exercée par la nature de leurs professions sur les groupes d'employés que je viens d'énoncer et qui me paraissent être les seuls qui offrent quelque intérêt au point de vue hygiénique et médical.

Mécaniciens et Chauffeurs. — On s'est beaucoup préoccupé, dans ces dernières années, des maladies spéciales des mécaniciens et des chauffeurs. *A priori*, il paraissait bien difficile de supposer qu'une profession qui oblige un individu à rester journellement debout pendant plusieurs heures près d'un foyer incandescent, sur une machine soumise à un mouvement et à une trépidation continus, exposé à toutes les vicissitudes atmosphériques, forcé de tenir tous les sens en éveil pour prévenir, écarter les dangers, etc., il paraissait difficile de supposer, disais-je, que la santé de cet individu ne fût pas influencée d'une manière fâcheuse par un genre de vie si étrange et en apparence si pénible. Eh bien, les recherches statistiques faites dans ces dernières années ont démontré que la seule influence exercée par cette nouvelle profession a été une notable amélioration dans la santé, une augmentation des forces et de l'embonpoint, et une force de résistance qui permet de lutter avantageusement contre les influences extérieures. — Ces recherches statistiques n'ont pas confirmé l'existence de cette maladie de mécaniciens qui a été décrite par M. Duchesne, non plus que celle d'une maladie nerveuse spéciale indiquée par M. de Martinet.

Mes propres travaux confirment, sous ce rapport, ceux de MM. Devilliers et Bisson. J'ai examiné dans ces dernières années un grand nombre de mécaniciens et de chauffeurs, j'ai noté avec soin la maladie pour laquelle ils se présentaient, et je vois par mes relevés qu'aucun d'entre eux ne présentait les caractères des maladies décrites par MM. Duchesne et de Martinet.

Beaucoup accusaient une fatigue musculaire assez grande dans les extrémités inférieures et quelquefois dans les lombes, mais tous affirmaient qu'elle ne tardait pas à disparaître après quelque repos et qu'il n'en restait pas trace. — La répétition fréquente de cette fatigue plus ou moins douloureuse peut-elle devenir à la longue, dans un âge avancé, le point de départ d'une maladie des muscles ou du système nerveux? C'est ce qu'il est impossible de dire, mais ce qui est certain, c'est que les mécaniciens et les chauffeurs les plus anciens, et j'en ai interrogé qui avaient vingt ans de service, ne ressentaient rien qu'une disposition assez grande à se fatiguer et une certaine inaptitude à des marches prolongées.

Pour donner une idée générale de la proportion

dans laquelle se présentent les maladies chez les mécaniciens et les chauffeurs, j'ai relevé sur les rapports
médicaux des chemins de fer de l'Est, Lyon et Orléans,
les observations de 3,317 malades ou blessés qui se
répartissent de la manière suivante : Les affections
chirurgicales figurent dans ce chiffre pour 1,143 en-
viron et sont constituées par des plaies, contusions,
fractures, etc. — Les affections médicales, qui nous
intéressent d'une manière plus directe, puisqu'elles
peuvent seules témoigner de l'influence des chemins
de fer sur la santé des employés, se répartissent de la
manière suivante :

Maladies du cerveau et de la moelle épinière. 72
    — du système nerveux. 23
    — du cœur et des organes de la circulation. 15
    — des organes de la respiration. 406
    — — de la digestion. 766
    — — génito-urinaires. 14
    — des articulations. 198
    — des muscles. 128
    — de la peau. 69
Fièvres continues, éruptives, etc. 227
    — intermittentes. 71
Maladies organiques. 20
    — spécifiques. 7

Les affections dominantes sont par ordre de fréquence : 1° les maladies des voies digestives générale-

ment peu graves : dyspepsie, gastralgie, embarras gas-
trique, diarrhée, quelques cas de fièvre typhoïde. Le
choléra n'a atteint qu'un très-petit nombre de mécaniciens et chauffeurs. Cette prédominance des maladies
des voies digestives s'explique tantôt par les écarts du
régime auxquels se livrent facilement ces agents, qui
reçoivent un salaire considérable, tantôt par la constitution médicale régnante, souvent par l'usage de boissons froides en été ou pendant la chaleur, etc. ; 2° les
maladies des organes respiratoires sont également assez peu graves : ce sont des bronchites, des angines
assez fréquentes, quelques pneumonies et pleurésies.
La phthisie est rare et ne figure que pour douze cas
dans le chiffre que j'ai indiqué. La bénignité des affections de poitrine auxquelles ces agents paraissent
être si largement exposés est due sans aucun doute à
cette amélioration extraordinaire qui se manifeste
dans leur constitution dès les premiers mois de leur
entrée en fonctions ; 3° les maladies des articulations
et des muscles, c'est-à-dire des rhumatismes musculaires, particulièrement des lumbagos et des rhumatismes articulaires. Ces maladies, dont les consé-
quences sont généralement sans gravité, reconnaissent
habituellement pour cause les efforts, les changements
de température, les écarts de régime, l'oubli des pré-

cautions habituelles dans les changements de saison ou de température ; 4° les affections des centres nerveux (cerveau et moelle épinière) ont été des céphalalgies, des congestions cérébrales ; quelques méningites développées sous l'influence de l'insolation, peu d'hémorragies cérébrales et pas un seul cas de maladie de la moelle épinière. Je note la rareté relative et le peu de gravité des affections cérébrales chez les mécaniciens et les chauffeurs, parce que j'aurai occasion de faire des remarques différentes sur un autre groupe de nos employés ; 5° enfin j'ai observé d'assez nombreux exemples d'eczémas des mains, qui me paraissent devoir être attribués à la chaleur du foyer et au contact fréquent ou habituel avec le charbon, la poussière, etc.

Gardes-freins et Chefs de train. — Ces employés, dont les premiers reçoivent quelquefois le nom de conducteurs, sont chargés de la direction des trains. Les chefs de train sont préposés aux bagages et se tiennent dans le fourgon placé derrière la machine, reçoivent les bagages et colis et les livrent aux diverses stations. Les gardes-freins sont chargés de serrer les freins, de se tenir dans les vigies, de signaler les stations ; leur service est plus actif que celui des chefs de train.

Le relevé des chiffres des deux années 1857 à 1858, au chemin de fer de l'Est, joint à ceux que j'ai trouvés dans la brochure de M. Devilliers et dans le rapport de 1858 du docteur Bisson, donne, pour 2,362 malades, la répartition suivante : sur ce chiffre, 675 figurent comme maladies chirurgicales, ce sont le plus ordinairement des contusions, des plaies et blessures, quelquefois des luxations, des fractures ayant assez rarement nécessité des amputations. Ces derniers accidents sont généralement causés par des imprudences.

Les maladies médicales forment l'objet du tableau ci-après.

Maladies du cerveau et de la moelle épinière.	75
— du système nerveux.	25
— du cœur et des organes de la circulation . . .	8
— des organes de la respiration.	322
— — de la digestion.	657
— — génito-urinaires.	8
— des articulations.	111
— des muscles.	232
— de la peau.	40
Fièvres continues, éruptives, etc.	157
— intermittentes.	54
Maladies organiques.	17
— spécifiques, etc.	8

Ce sont donc, par ordre de fréquence, à peu près comme pour les mécaniciens et chauffeurs : 1° les affections des voies digestives ; 2° celles des voies respiratoires; 3° celles des articulations et des muscles; 4° les fièvres, et enfin 5° les affections cérébrales ; les autres maladies offrent des proportions trop faibles pour qu'on s'y arrête.

1° Les maladies des voies digestives qu'on observe le plus fréquemment sont des diarrhées, des vomissements qui paraissent être de nature nerveuse, des gastralgies, des embarras gastriques, et d'autres troubles assez variés, mais généralement sans gravité. Une circonstance à noter, c'est que, malgré le nombre si considérable des affections des voies digestives, on ne trouve que très-peu de fièvres typhoïdes, de dyssenteries, et qu'à l'époque où sévissait le choléra, un très-petit nombre de gardes-freins et chefs de train a été atteint par l'épidémie. Cette prédominance des maladies des organes de la digestion tient généralement à l'imprévoyance qu'apportent ces employés dans leur existence matérielle, à des excès ou des écarts de régime, à la rapidité avec laquelle ils sont quelquefois obligés de prendre leurs repas, à l'extrême irrégularité des heures de ces repas. L'usage immodéré de boissons froides pendant les chaleurs, les refroidissements, et quelquefois des excès alcooliques, ne sont pas non plus sans influence sur le développement de ces maladies. Je me suis demandé si le mouvement de trépidation que subit le fourgon où se tient le chef de train, ou bien la dureté des mouvements de ce fourgon, ne sont pas quelquefois la cause des troubles nerveux que nous avons trouvés du côté des voies digestives.

2° Les maladies des voies respiratoires sont moins fréquentes que les précédentes, et tout aussi peu sérieuses. On dirait que, vivant ordinairement à l'air libre, ces agents, les gardes-freins surtout, s'habituent aux vicissitudes atmosphériques et finissent par en ressentir à peine l'influence. Il est très-certain que, si l'on constate assez souvent des bronchites, des laryngites, etc., les pleurésies et les pneumonies ne sont pas très-communes, les phthisies assez rares, et dans la violente épidémie de grippe qui a sévi au commencement de l'année 1858, pendant que les autres services, ceux de la voie surtout, payaient un large tribut à la maladie régnante, les gardes-freins et chefs de train en ont à peine été atteints, puisqu'ils n'ont fourni que 48 malades d'affections thoraciques pour un personnel de 463 agents, pendant le premier trimestre.

3° Les maladies des articulations et des muscles sont aussi fréquentes, et cela s'explique facilement, puisque ces employés sont obligés de se livrer à des mouvements

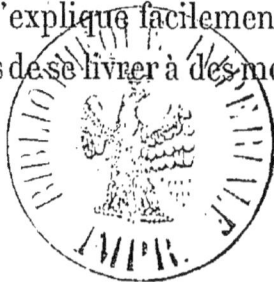

plus ou moins étendus, à des efforts, etc., soit pendant la marche des trains, soit pendant les arrêts. Les refroidissements auxquels ils sont soumis y ajoutent leur action. Aussi les lumbagos sont-ils très-fréquents; puis viennent les rhumatismes musculaires et enfin les rhumatismes articulaires en petit nombre et d'une intensité moyenne. Trois fois on a signalé l'existence de paraplégies, qui paraissaient de nature rhumatismale.

4° M. Devilliers avait déjà noté que les affections cérébrales étaient plus nombreuses chez les gardes-freins et chefs de train que chez les autres employés du service actif. J'ai pu faire la même remarque, et l'on peut voir sur le tableau que j'ai donné plus haut que les affections cérébro-spinales figurent pour un chiffre relativement très-élevé. Les plus fréquentes de ces affections ont été 14 cas de congestion cérébrale ou de céphalalgie, 4 cas de méningo-encéphalite, 3 cas d'apoplexie cérébrale. Il faut y joindre 4 cas de paraplégie, qui ont paru se rattacher à des maladies de la moelle épinière ; enfin un cas de folie chez un chef de station qui avait été précédemment chef de train.

On peut rapporter la plupart de ces maladies à l'insolation, aux courants d'air qui viennent frapper les hommes dans les fourgons ou les vigies, peut-être quelquefois à des abus alcooliques.

Gardes-lignes et Gardes-barrières. — Ces employés
sont chargés spécialement de la surveillance de la voie
et de la garde des barrières. Ils sont généralement
robustes, choisis avec soin, et n'offrent qu'une proportion de malades qui ne diffère guère de la moyenne
normale. La nature de leur service les met incessam-
ment en contact avec l'air extérieur, les expose à
toutes les influences atmosphériques ; il en résulte que
les maladies habituelles sont surtout celles des voies
respiratoires ; celles-ci revêtent un caractère beaucoup
plus grave que chez les autres employés de chemins
de fer. Au milieu d'un grand nombre de bronchites, de
laryngites, etc., plus ou moins légères, nous trouvons
d'assez nombreux cas de pneumonie et de pleurésie
quelquefois mortelles, des phthisies pulmonaires en
assez grand nombre. Cette prédominance des affections thoraciques s'explique chez ces hommes par
leurs habitudes, leur insouciance à l'endroit de la
santé, et sans doute quelquefois par la nature de leur
service, qui, quoique exercé en plein air, ne laisse pas
que d'être parfois fatigant. J'ai pu constater l'influence
des agents extérieurs sur la santé de ce groupe d'employés dans l'épidémie de grippe dont j'ai parlé. Elle
a atteint un très-grand nombre de gardes-lignes et de
gardes-barrières ; ils figurent sur le relevé trimestriel

pour 353 malades des organes respiratoires sur un personnel de 1,570 agents. Elle a atteint en particulier tous ceux que leur service retient sous les tunnels ou à leur ouverture.

Les maladies des voies digestives occupent aussi une assez large place dans le cadre des affections habituelles aux gardes-lignes et gardes-barrières. Les affections nerveuses des organes abdominaux (gastralgie, dyspepsie, entéralgie) y sont beaucoup moins fréquentes que dans les autres services, mais les affections graves dominent. Indépendamment des angines, qui sont fréquentes, on trouve des diarrhées très-tenaces, des fièvres typhoïdes, des dyssenteries graves, etc. Le choléra a fait plus de ravages que dans les deux groupes précédents d'employés. Toutes ces maladies reconnaissent évidemment pour causes le mauvais régime de ces employés, leur habitude de se servir d'eaux trop froides ou malsaines et quelquefois corrompues, et dans quelques cas enfin ces maladies tiennent à des influences locales.

Ce dernier genre de causes m'amène à parler d'un ordre de maladies autrefois très-fréquentes chez les employés de la voie et que d'intelligents travaux d'assainissement tendent à faire disparaître ; je veux dire les fièvres intermittentes. Celles-ci reconnaissent géné-

ralement pour causes le voisinage des marais, les mouvements considérables de terrains ou leur déplacement,
comme dans la formation de remblais qui ont néces-
cité des *emprunts*. Les cavités qui en résultent se rem-
plissent d'eau qui reste stagnante, et deviennent, par
les effluves qui s'en dégagent, une cause permanente
d'infection. L'influence de ces causes a été surtout
manifeste au début de la construction des chemins de
fer; les fièvres intermittentes atteignaient alors plus du
douzième du personnel, et j'ai pu observer moi-même
dans la vallée de Lutzelbourg (Bas-Rhin) une épidémie
de fièvres intermittentes qui avait atteint près des trois
quarts des habitants de la vallée, et qui ne reconnais-
sait pas d'autre origine que les mouvements de terrains nécessités par la construction d'un chemin de
fer et d'un canal dans une vallée étroite et humide.
Les travaux d'assainissement, entrepris avec beaucoup
de zèle par les ingénieurs des Compagnies, ont sinon
fait complétement disparaître au moins considé-
rablement diminué ces maladies. Aujourd'hui (rapport
médical de 1857) la ligne de Lyon n'offre plus que 770
fièvres sur un total de 9,144 malades, et sur la ligne
d'Orléans, qui traverse des pays très-marécageux, on a
encore trouvé (rapport médical de 1858) 984 fièvres
intermittentes sur un chiffre de 6,847 malades. Sur

le chemin de fer de l'Est, qui est de beaucoup le plus salubre sous ce rapport, les fièvres intermittentes ont diminué d'une manière plus notable encore, et n'offrent plus, en 1858, qu'un chiffre de 490 sur un total de 14,000 malades. La vallée de Lutzelbourg en particulier est complétement assainie.

Les fièvres intermittentes observées ont été généralement du type tierce, quotidien ou quarte ; ce n'est que dans des cas très-rares, et en plein pays marécageux, qu'elles ont offert des caractères pernicieux.

Je ne m'arrête pas aux autres maladies des gardes-lignes et gardes-barrières, non plus qu'à leurs maladies chirurgicales, parce qu'elles n'offrent pas de caractères assez spéciaux pour être dignes d'attention. Notons seulement que parmi les gardes-lignes se trouvent d'assez nombreux cas de mort par écrasement, accidents fortuits ou résultant d'imprudences.

Je voudrais terminer cette courte Note en disant quelques mots de l'influence qu'a pu exercer le séjour sur les chemins de fer, sur les employés des bureaux de poste ambulants. Je manque de données précises sur ce point. Je tiens seulement de mon collègue, M. Henri Roger, médecin en chef de l'administration des postes, que les employés attachés à ce service se plaignaient fréquemment de fatigues par suite

de leurs voyages ; que ce service, du reste, est consi-
déré comme pénible ; mais que jamais il n'a pu constater qu'il en soit résulté ou une maladie spéciale ou
une maladie sérieuse, et que les gastralgies et les dys-
pepsies sont les affections qu'il a le plus ordinairement
rencontrées.

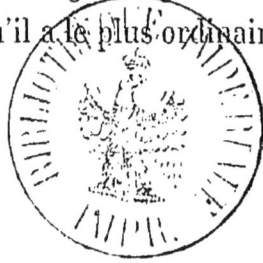

www.ingramcontent.com/pod-product-compliance
Lightning Source LLC
Chambersburg PA
CBHW060530200326
41520CB00017B/5199